美容の落とし穴に注意！

子どもの スキンケア・メイク

監修

小西真絢

巣鴨千石皮ふ科院長
日本皮膚科学会認定専門医

JN211962

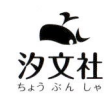

汐文社
ちょうぶんしゃ

はじめに

10代は、体も心も変化するとき。
美容に興味を持ったり、
体のいろいろなことが気になったり、
悩んだりする人もいるでしょう。

みなさんがよく目にするインターネットやSNSには、
美容に関するさまざまな情報があふれていますが、
誤りもたくさんあります。
体のケアを誤ると、肌のトラブルなど
思わぬ「落とし穴」が待っています。
気にならない人は、そのままでよいのです。

この本では、みなさんの役に立つ情報を
たくさん載せています。
2巻では、スキンケアや
メイクについて紹介します。
正しい知識を身につけて、
安全に美容や体のケアを楽しみましょう。

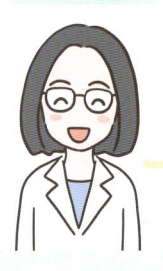

まあや先生

みなさんの
悩みや疑問に
お答えします！

もくじ

はじめに——02

Part 1

肌の悩みや疑問を解決！

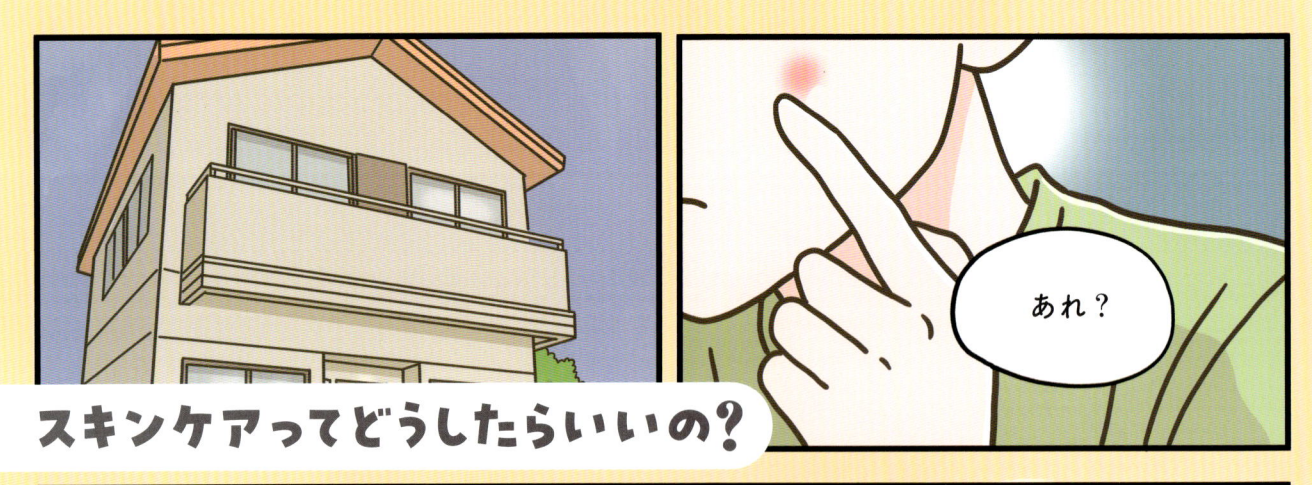

スキンケアってどうしたらいいの？

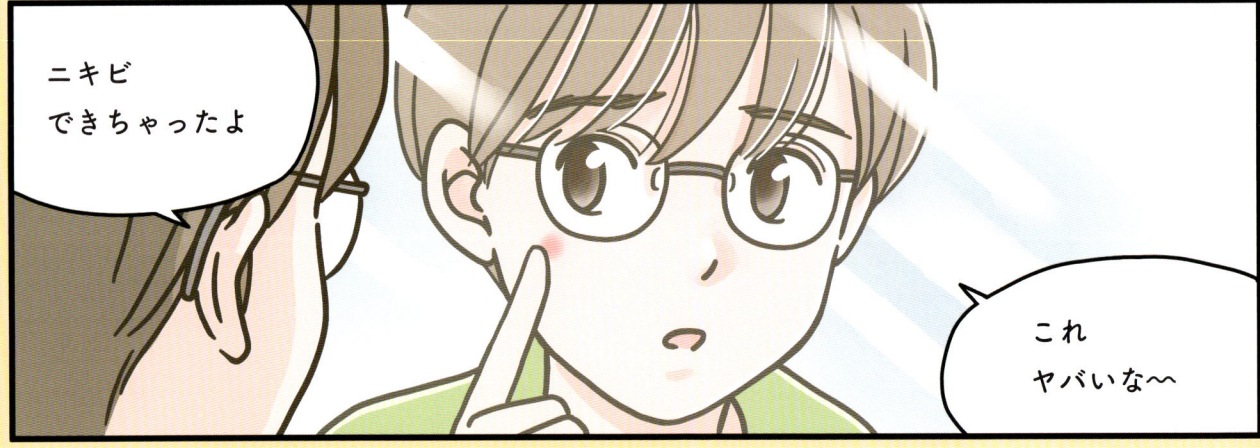

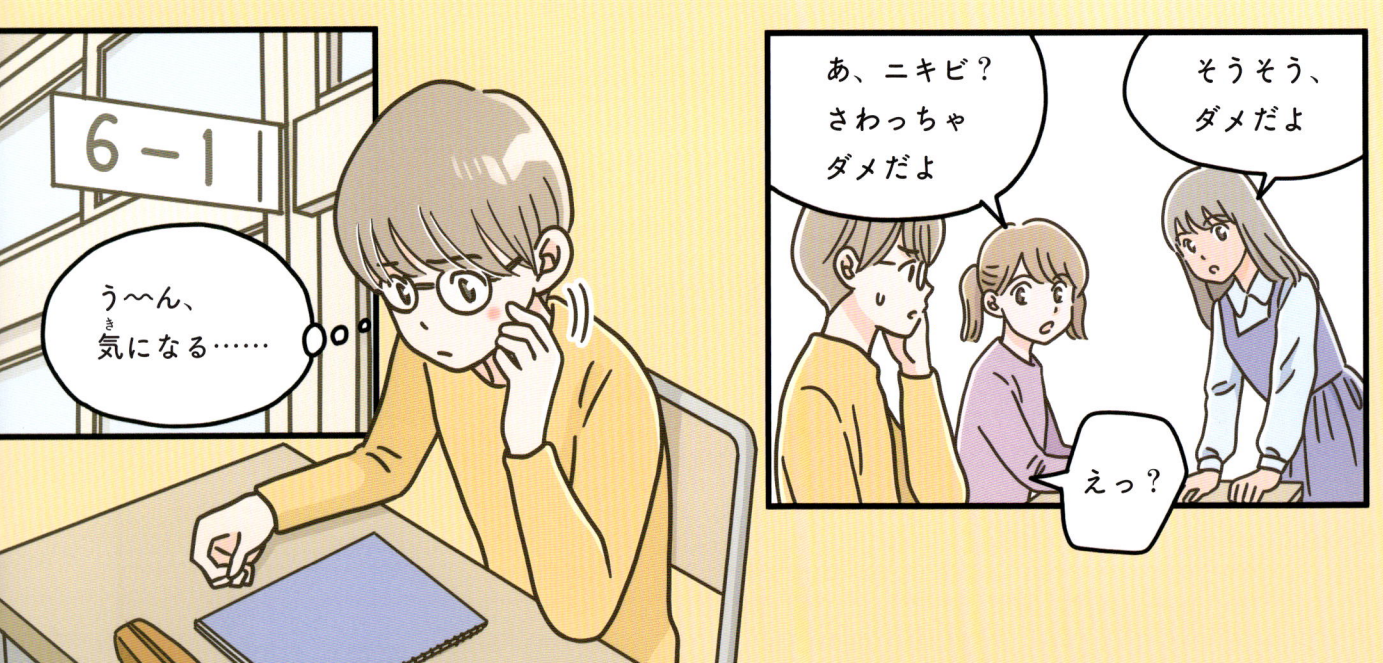

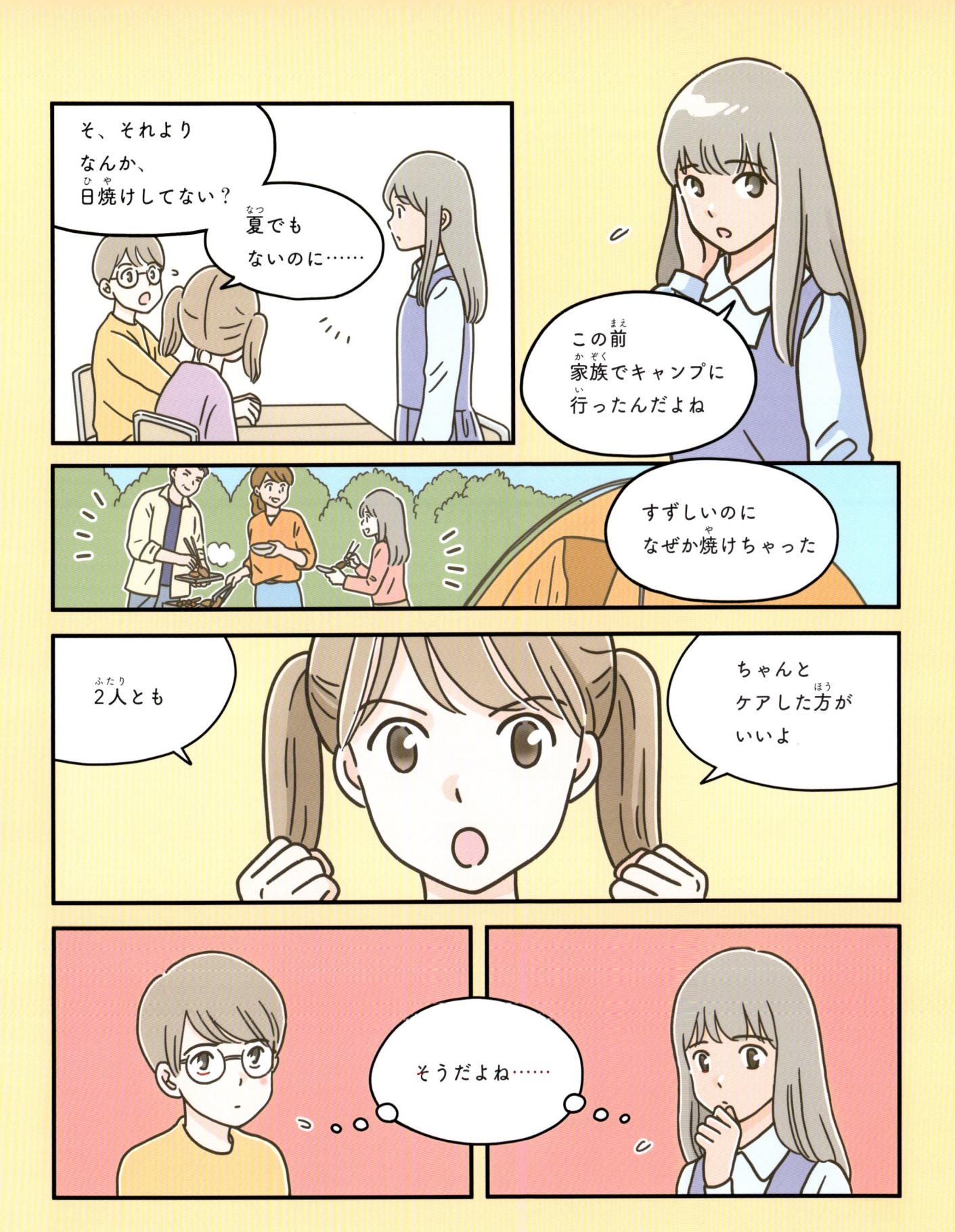

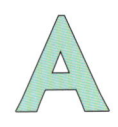Q1 ニキビはどうしてできるの？

A　ニキビは、尋常性ざ瘡という皮ふの病気です。思春期はホルモンのバランスがくずれやすく、男女ともに男性ホルモンが増加するため、皮脂を多く分泌します。皮脂が毛穴に詰まり、アクネ菌[✎]が増えて炎症を引き起こし、ニキビが発症します。

　ニキビには種類があり、白ニキビ、黒ニキビ、赤ニキビ、黄ニキビの4つに分けられます。

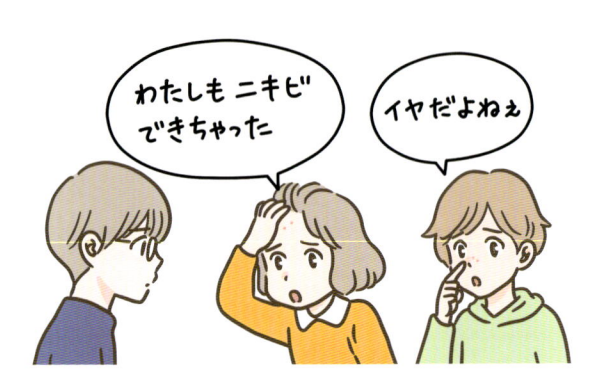

✎ メモ

アクネ菌

ニキビ菌ともいわれ、ほとんどの人の皮ふや毛穴に存在している。脂質を栄養分とし、酸素のないところを好むので、皮脂の分泌が多く毛穴が詰まった状態になると増える。

ニキビの種類

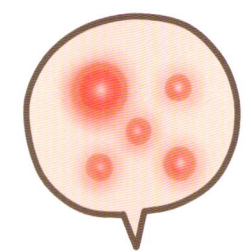
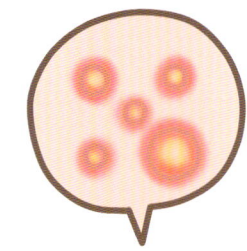

白ニキビ	黒ニキビ	赤ニキビ	黄ニキビ
皮脂が詰まった状態	白ニキビが空気に触れて黒くなった状態	アクネ菌が増え、炎症が起こった状態	赤ニキビが悪化し、ウミがたまった状態

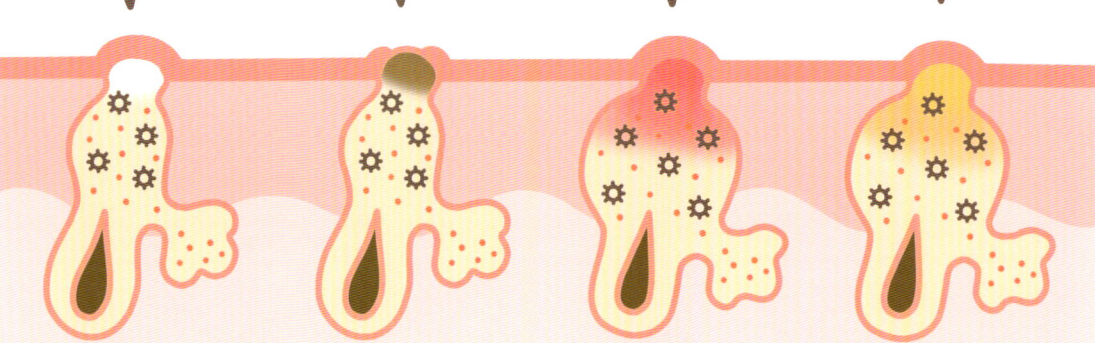

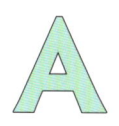 **ニキビができたらどうすればいい?**

ニキビをさわったり、つぶしたりしないように! ぬるま湯でていねいに洗顔を行い、毛穴を開いて余分な皮脂を洗い流しましょう。髪がニキビにかかると悪化するので、ヘアスタイルも工夫してみてください。おでこのニキビを前髪でかくそうとしたり、メイクで目立たないようにするのはNGです。

また、皮ふ科を受診して、ニキビに効く薬を出してもらうのもよいでしょう。市販薬[✎]より高い効果が期待できます。

📝 **メモ**

市販薬

ドラッグストアや薬局などで、自分で選んで買うことができる薬。

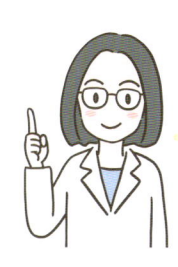

ニキビは病気です。治療や薬には保険が適用されますよ

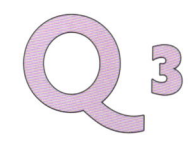 **ニキビを防ぐには?**

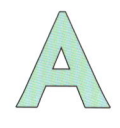 朝晩2回、また顔が汚れたときや汗をかいたあとなどに、やさしく洗顔して清潔を保つことが大切です。朝晩以外は洗顔料を使わずに、流すだけにします。洗い過ぎは肌をいためるので注意して!

洗顔後はきれいなタオルで押さえるようにふき、ローションや油分が少なめのクリームなどで保湿をしっかり行います。肌が乾燥していると、さらに皮脂を分泌させてしまい、ニキビの原因になりますよ。ハンカチ、タオル、まくらカバー、シーツなど、肌に直接触れるものも清潔にしておきましょう。

そして、毎日バランスよく食べること、十分な睡眠をとること、ストレスをためないこともニキビ予防のポイントです。

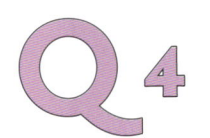

Q4 皮ふってどんなもの?

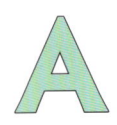

体全体をおおう皮ふは、人体で最大の臓器です。

紫外線や細菌の侵入など外からの刺激や衝撃から体を守り、体内の水分の蒸発を防いでうるおいを保つ、バリアの働きをしています。また、汗を出したり鳥肌[🖊]を立たせることで、体温調節をしています。「痛い」「熱い」などを感じる機能もあります。

皮ふは、表皮・真皮・皮下組織の3層で構成され、毛穴や汗腺、皮脂腺などが含まれます。表皮は厚さが平均約0.2ミリのとても薄い膜で、基底層・有棘層・顆粒層・角層からできています。基底層で皮ふのもとになる細胞が生まれ、有棘層、顆粒層へと押し上げられます。平らになって積み重なって角層を作り、最終的にはアカとなってはがれ落ちます。この皮ふの生まれかわりをターンオーバーといい、約4週間のサイクルでくり返されます。

皮ふの構造

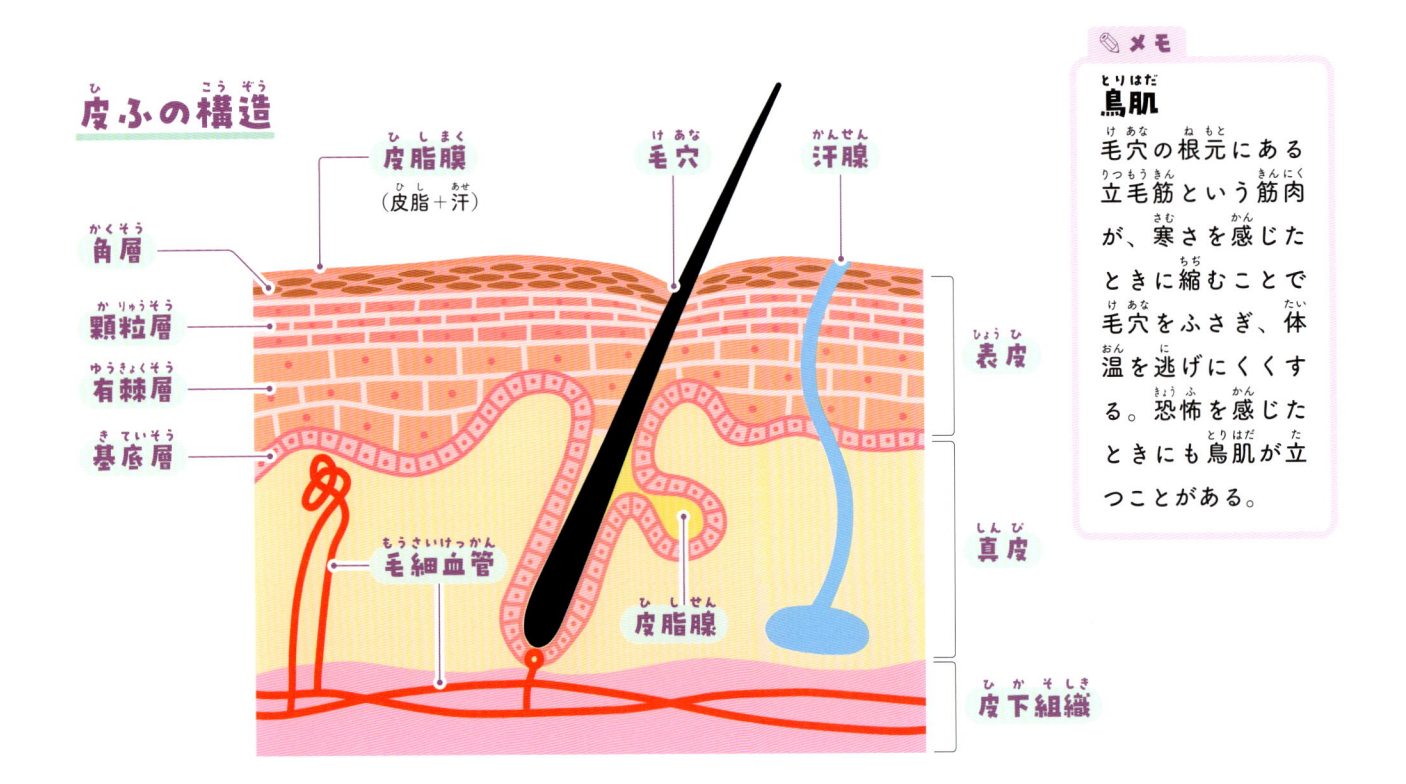

角層
顆粒層
有棘層
基底層
皮脂膜（皮脂＋汗）
毛穴
汗腺
表皮
真皮
皮下組織
毛細血管
皮脂腺

🖊 メモ

鳥肌

毛穴の根元にある立毛筋という筋肉が、寒さを感じたときに縮むことで毛穴をふさぎ、体温を逃げにくくする。恐怖を感じたときにも鳥肌が立つことがある。

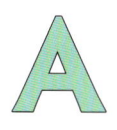 **Q5 肌質とは？**

A 　肌質はスキンタイプともいわれます。水分量や皮脂量のバランスによって、普通肌、脂性肌、乾燥肌、混合肌の4つに分けられます。生まれ持ったものがすべてではなく、年齢や季節、**生活習慣**[✐]やスキンケアによっても変わります。

　自分の今の肌質に合ったケアをすることが大事です。まちがったスキンケアが、肌トラブルを招く場合もあります。

✐ メモ

生活習慣
健康に生きていくための毎日の習慣。おもに食事、休養・睡眠、運動を指す。

コラム

目立つ毛穴のケア

○ ポツポツや黒ずみなど毛穴が目立つ原因は、皮脂がたくさん分泌されて毛穴に詰まっていることが多い。毎日の洗顔で皮脂を落とし、しっかり保湿することがケアの基本。毛穴パックをしたり、自分でニュルニュルと押し出したりするのは、毛穴にも肌にもダメージを与えるのでやらないように！

肌質の分類

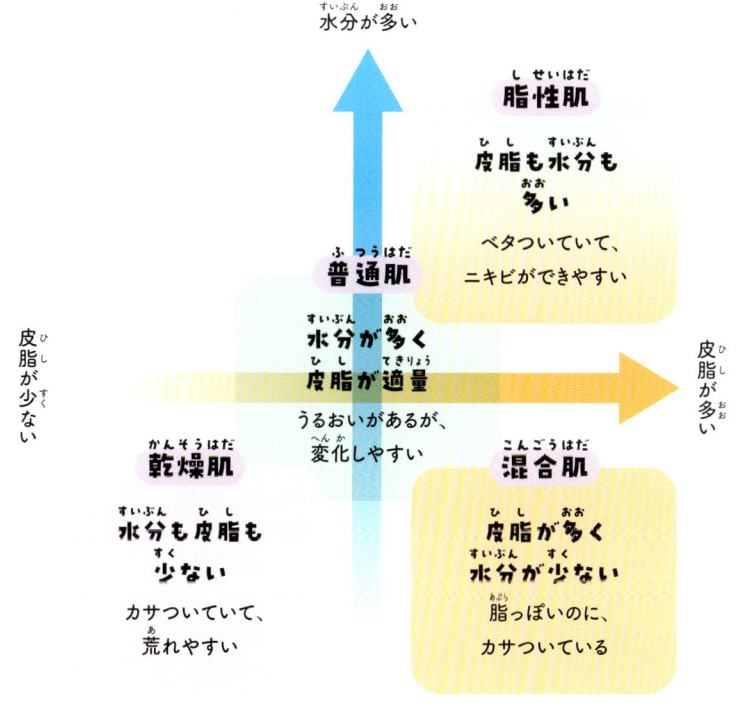

水分が多い

脂性肌
皮脂も水分も多い
ベタついていて、ニキビができやすい

普通肌
水分が多く皮脂が適量
うるおいがあるが、変化しやすい

皮脂が少ない　　皮脂が多い

乾燥肌
水分も皮脂も少ない
カサついていて、荒れやすい

混合肌
皮脂が多く水分が少ない
脂っぽいのに、カサついている

水分が少ない

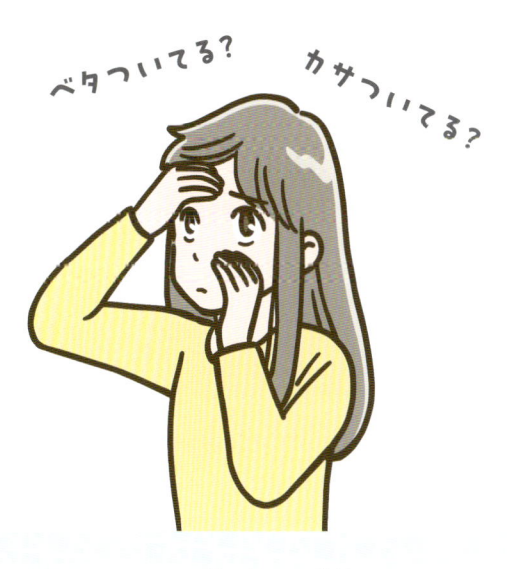

ベタついてる？　カサついてる？

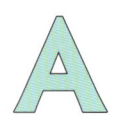 # Q6 どうして肌が荒れるの？

A 　肌がカサカサしたり、赤くなったり、ニキビができたり、肌荒れすると気になりますね。肌荒れは、不規則な生活習慣や無理なダイエット、便秘やストレスなどによって、肌のターンオーバーのサイクルが乱れることが原因です。また、肌の油分と水分のバランスがくずれて肌のバリア機能が低下すると、紫外線や乾燥、花粉など外部からの刺激で肌荒れすることがあります。

　赤みやブツブツ、強いかゆみ、ほてりなどは、コスメやボディケア用品に含まれる薬剤や金属による刺激で起こる**接触皮ふ炎**[✐]の可能性があります。使うのをやめて医師に相談しましょう。

かぶれで受診するときは、原因と思われるものを持参してください。診断や治療がスムーズになりますよ

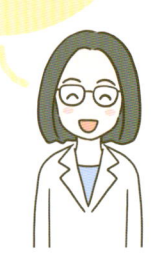

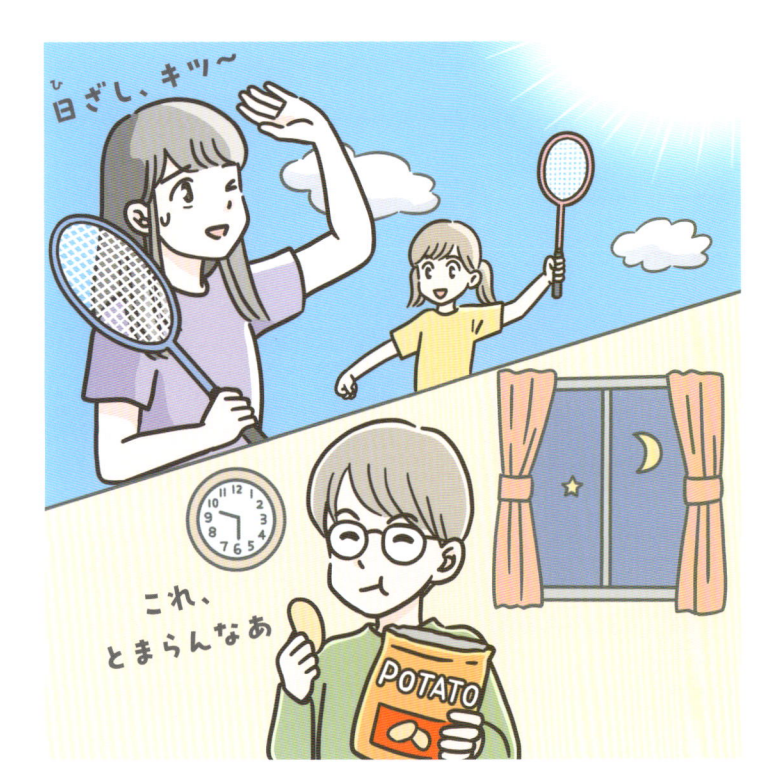

ひざし、キツ〜

これ、とまらんなあ

POTATO

コラム

マスクで肌荒れ

⚬ マスクは吐く息が外にもれないように作られているため、マスクの内側は湿度が上がり、常に皮ふが蒸れた状態になる。蒸れてふやけた皮ふにマスクのまさつが加わって、バリア機能が低下し、肌荒れのきっかけになる。

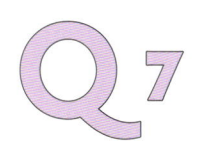

肌荒れを防ぐにはどうすればいい？

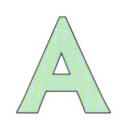

毎日の生活で、皮ふのバリア機能を高める習慣を身につけることが大切です。

入浴や洗顔に使う**石けん・ボディソープ**[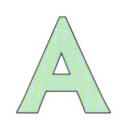]は、洗う力のおだやかなものを選びましょう。あわで皮ふを包むようにやさしく洗います。特に顔は、ゴシゴシこすったり熱いお湯で洗ったりすると肌をいためるので気を付けて！ 洗ったあとは、すぐローションやクリームで保湿して肌をケアします。

日焼けや花粉など、外からの刺激をできるだけさけましょう。そして、正しい睡眠リズムとバランスのとれた食事も重要です。

✎ メモ

石けん・ボディソープ

石けんは、天然由来の動植物から作られているので肌への負担が少ない。固形石けんはあわが立ちにくいので、肌をこすっていためてしまうことがある。

ボディソープは、合成の界面活性剤を主成分としている。すぐにあわが立ち、肌への刺激がおさえられるが、洗う力が強いタイプは肌に負担がかかることもある。

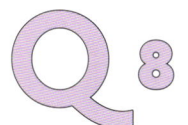

お風呂はボディケアに効果がある？

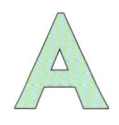

熱過ぎるお風呂は肌が乾燥するのでNGです。ぬるめのお湯にゆっくり入って体を温めると血行がよくなり、皮ふや筋肉への栄養補給を高めてくれます。

ひじやひざ、かかとはカサカサしやすいので、しっかり保湿しましょう。

コラム

くつずれのケア

○くつずれができたら放置しないで、すぐにケアすることが大事。大きめのばんそうこうを貼って、こすれないように守る。血が出ていたら水で洗って清潔にしてから貼る。水ぶくれはつぶさない方が早く治る。化膿してしまったら皮ふ科に行くこと。

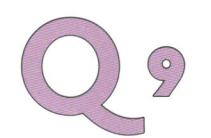 **Q9 日焼けとは？**

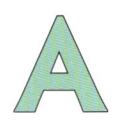 日焼けは、太陽の光に含まれる紫外線[✎]によって引き起こされる肌のトラブルです。サンバーンとサンタンの2種類があります。

サンバーンは、紫外線を浴びた数時間後に皮ふが赤くなったり水ぶくれができたりする、やけどのような日焼けです。1〜2日くらいヒリヒリ痛み、2〜3日後におさまりますが、しばらくして皮がむけることも。サンタンは数日後に現れる黒っぽくなる日焼けで、数週間から数か月続きます。

サンバーンとサンタン

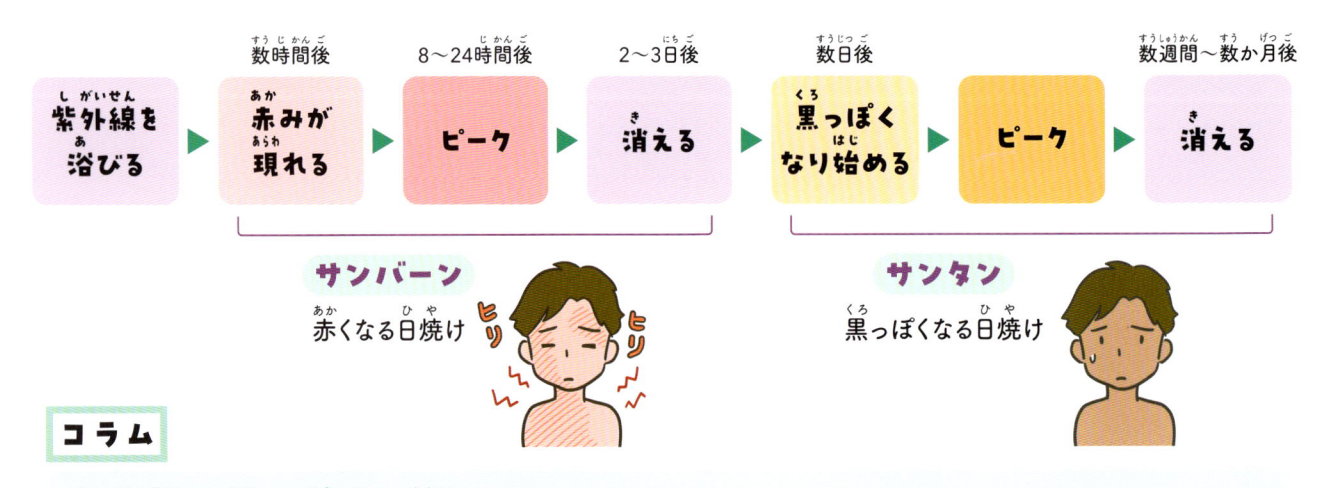

| 紫外線を浴びる | → | 数時間後 赤みが現れる | → | 8〜24時間後 ピーク | → | 2〜3日後 消える | 数日後 黒っぽくなり始める | → | ピーク | → | 数週間〜数か月後 消える |

サンバーン
赤くなる日焼け ヒリ ヒリ

サンタン
黒っぽくなる日焼け

コラム

紫外線を防ぐ効果を表すSPFとPA

● 日焼け止めに書いてあるSPFとは、サンバーンやサンタンを引き起こすUVBのカット効果を表す数値。1〜50＋で表示され、数値が大きくなるほど防止効果が高い。

● PAは、肌の老化を引き起こすUVAのカット効果を表す目安。効果の低い順から＋、＋＋、＋＋＋、＋＋＋＋の4段階で表示されている。

Q10 紫外線は日焼け以外に、どんなトラブルを起こすの？

A 少しの量でも長い期間浴び続けていると、皮ふの老化が進みます。肌にため込まれた紫外線は、大人になってからシミ、シワとして現れてきます。

また、皮ふに良性・悪性の腫瘍（悪性のものは皮ふがん）ができたり、白内障 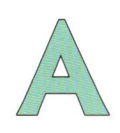 など目の病気を引き起こすこともあります。

コラム

紫外線のメリット

○ 細胞を破壊するので、殺菌作用や脱臭効果がある。洗たく物やふとんを干すなど生活の中にもいかされている。

○ 紫外線を浴びると、骨や歯を強くするビタミンDが体内で合成される。適度な日光浴は、ストレス解消や睡眠の質を高めるなどの効果もある。

Q11 日焼け止めをぬると、日焼けしないのはなぜ？

A 日焼け止めの成分には、天然鉱物 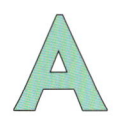 の粉で肌をおおい、紫外線を肌の表面で反射・散乱させる「紫外線散乱剤」と、化学物質が肌の上で紫外線を吸収し、熱エネルギーに変換する「紫外線吸収剤」があります。

化学物質を含まない日焼け止めは、「ノンケミカル」などと表示されています。かぶれにくくおすすめですが、乾燥を感じる人もいるので、使用後はしっかりケアしましょう。

日焼け止めの選び方、使い方は？

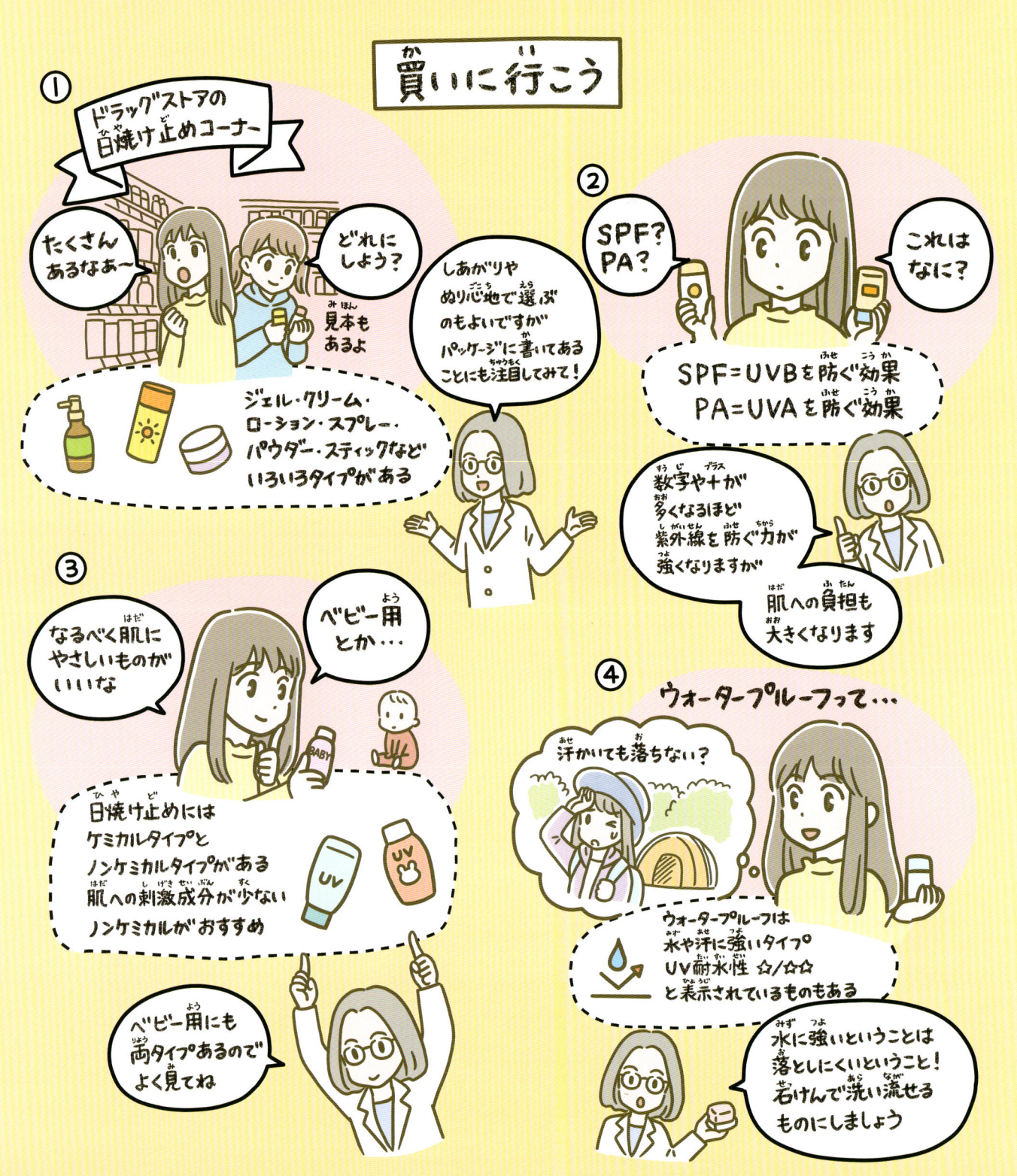

買いに行こう

① ドラッグストアの日焼け止めコーナー

たくさんあるなぁ～

どれにしよう？

見本もあるよ

しあがりやぬり心地で選ぶのもよいですがパッケージに書いてあることにも注目してみて！

ジェル・クリーム・ローション・スプレー・パウダー・スティックなどいろいろタイプがある

② SPF？PA？

これはなに？

SPF＝UVBを防ぐ効果
PA＝UVAを防ぐ効果

数字や＋が多くなるほど紫外線を防ぐ力が強くなりますが

肌への負担も大きくなります

③ なるべく肌にやさしいものがいいな

ベビー用とか…

日焼け止めにはケミカルタイプとノンケミカルタイプがある肌への刺激成分が少ないノンケミカルがおすすめ

ベビー用にも両タイプあるのでよく見てね

④ ウォータープルーフって…

汗かいても落ちない？

ウォータープルーフは水や汗に強いタイプ UV耐水性 ☆/☆☆ と表示されているものもある

水に強いということは落としにくいということ！石けんで洗い流せるものにしましょう

使ってみよう

① 顔につける

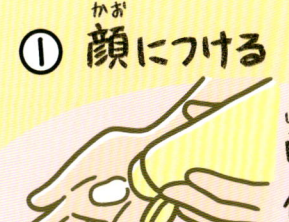

商品に書いてある使用量を手に取る

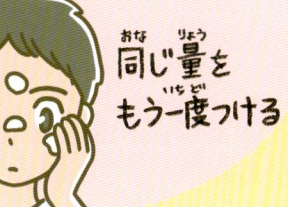

顔全体にむらなくのばす

同じ量をもう一度つける

※ 洗顔後は保湿してからつける

② 体につける

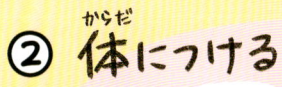
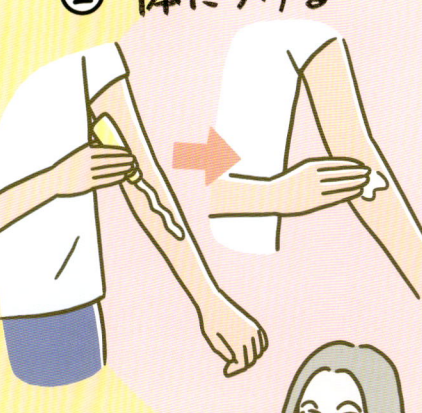

腕なら、肩からひじまで表側と裏側にひじから手首まで、表側と裏側にしっかりなじませる

首や耳にもぬりましょう！

③ つけ直す

泳いだり、汗をかいてタオルでふいた後は必ずつけ直す

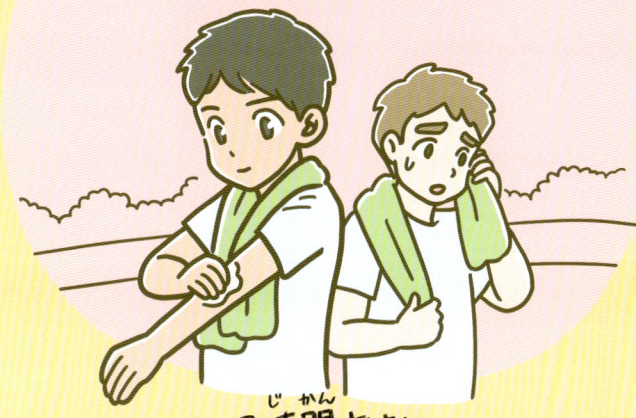

2〜3時間おきにつけ直すと効果的！

④ 落とす

石けんやボディソープをよくあわ立てて、

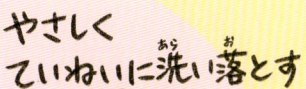

やさしくていねいに洗い落とす

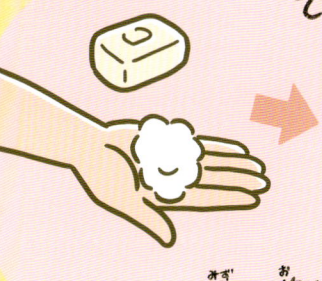
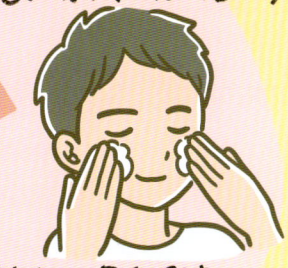

水で落ちないタイプはクレンジング剤を使って落とす

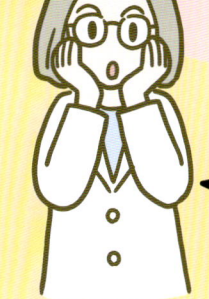

落としきれていないと、肌トラブルが起こることも…しっかり落としましょう！

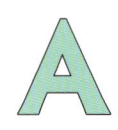

Q12 日焼け止め以外に、紫外線を防ぐ方法は？

A　服は、濃い色で、しっかりした厚地の素材の長袖を着るといいですよ。日焼け止めが流れやすい海やプールでは、ラッシュガード[✎]をつけましょう。つばの大きい帽子をかぶったり、日がさを差したり、目を守るためのサングラスやゴーグルをつけるのも効果があります。外を歩くときは、なるべく日陰を選んでください。

　UVカットと書かれているグッズは、紫外線を吸収したり乱反射したりする機能を持っているので、うまく取り入れたいですね。

✎ メモ

ラッシュガード
体を水や日焼けから守るためのスポーツウエア。水の中でも紫外線を防ぐことができる。

コラム

サングラスの色

○レンズの色が黒いほうが紫外線を防げるというわけではない。暗い色だとひとみが開き、よけいに光が入ることがある。表示されている「紫外線透過率」に注目し、数字が低い（紫外線を通さない）ものを選ぶように！

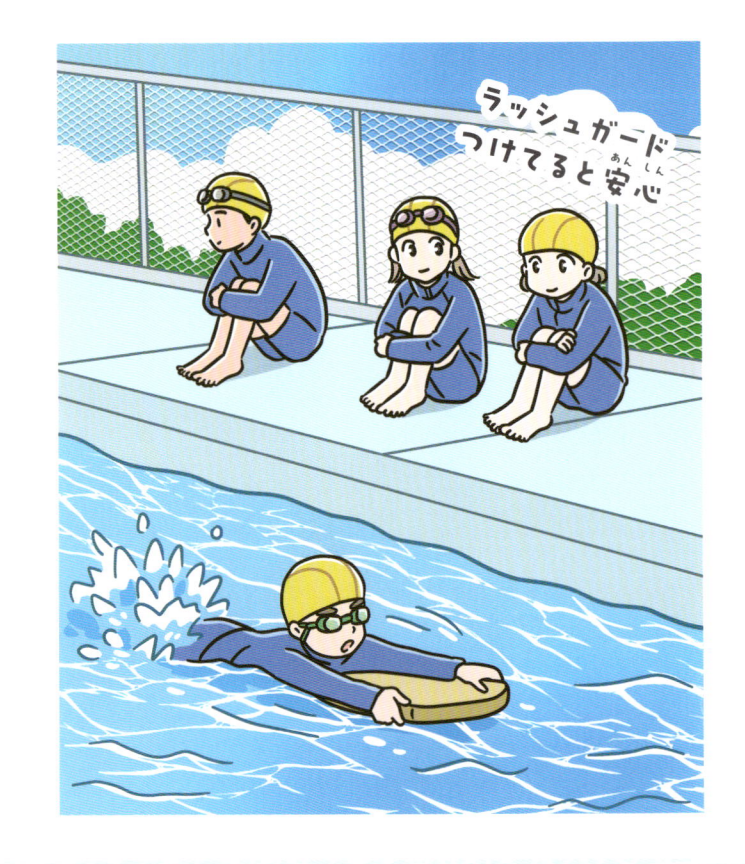

ラッシュガードつけてると安心

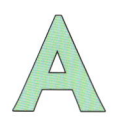

Q13 紫外線対策は、毎日した方がいいの?

A 　紫外線は4月頃から急激に増え始めて7〜8月にもっとも強くなるとされています。暑くもなく、日差しもそれほどではない春先は、特に注意が必要です。肌も紫外線に慣れていないので、ダメージが大きくなる可能性があります。

　くもりの日でも、晴れの日の60%くらいの紫外線が届きます。雪が積もっていると、紫外線が**反射**[✎]して2倍になることも……。紫外線対策は、季節や天気に関係なく1年中必要です。

✎ メモ

反射

照り返しのこと。上空から地上に向かってくる紫外線は、地表面で反射する。反射率は、草地・土が10%以下、アスファルトが10%、新雪は80%といわれている。

紫外線が強くなる時期

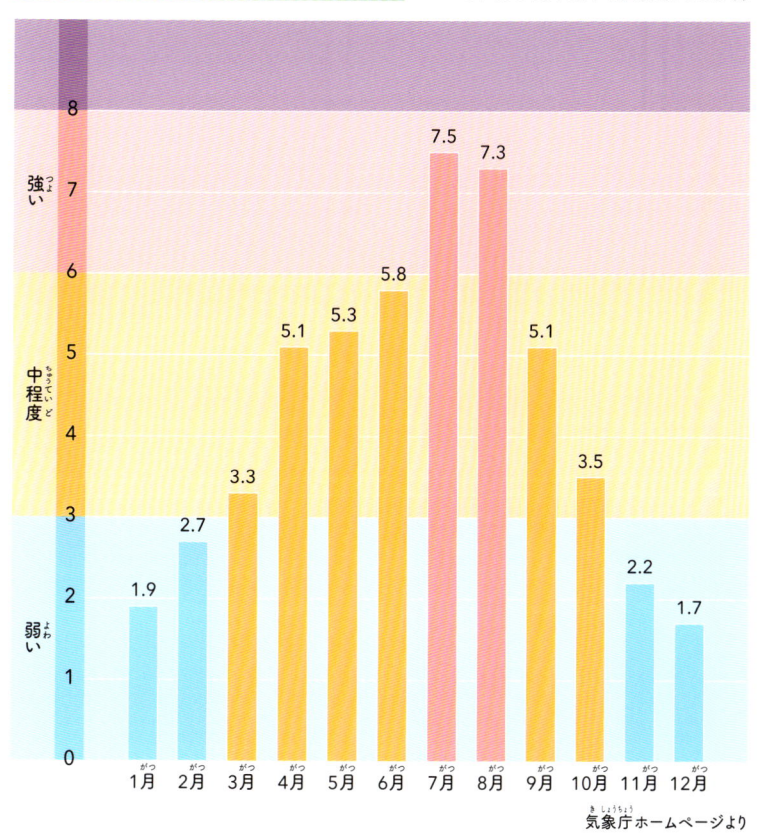

UVインデックス月平均値（東京・2023年）

気象庁ホームページより

コラム

UVインデックス

○ 紫外線が人体に及ぼす影響の度合いをわかりやすく示すための目安。国際的に広く使われている。世界保健機関（WHO）によって、この数値を活用した対策も示されている。

11+	極端に強い	日中の外出はできるだけ控える／必ず、長袖、日焼け止め、帽子を利用
8〜10	非常に強い	
6〜7	強い	日中の外出はできるだけ日陰を利用する／できるだけ、長袖、日焼け止め、帽子を利用
3〜5	中程度	
1〜2	弱い	安心して外で過ごせる

Q14 日焼けしてしまったら、どうすればいい？

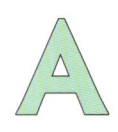

A 軽いやけどをした状態と同じです。できるだけ早く、肌をしっかり冷やしましょう。水で冷やしたり、ぬれタオルに氷や保冷剤をくるんで日焼けした部分に当てたり、水をスプレーするなどして、ほてりをしずめます。

　肌が冷えたら、しっかりと保湿しましょう。日焼け後の肌はバリア機能が低下しているため、表面の水分を補ったり、外部の刺激から肌を守ったりする必要があります。紫外線を浴びた肌は敏感になっているので、ローションなどをつけるときはやさしくていねいに！

　体もカラカラにかわいています。たっぷり水分をとってください。いたんだ肌のために、**ビタミン**[✎]の補給も大事です。

　皮がむけたときは、無理にはがすとかゆみや色むらなどの肌トラブルにつながります。自然にはがれるのを待ちましょう。

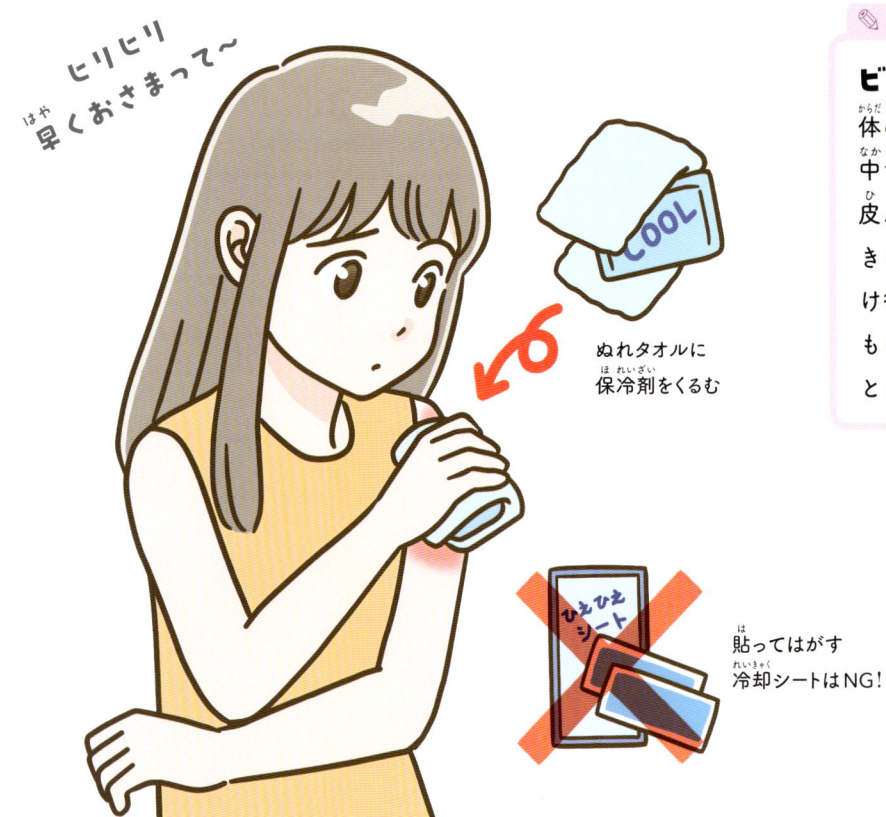

ヒリヒリ
早くおさまって〜

ぬれタオルに
保冷剤をくるむ

貼ってはがす
冷却シートはNG！

✎ メモ

ビタミン

体の調子を整える栄養素。中でもビタミンA、C、Eは皮ふや粘膜を丈夫にする働きを持っているので、日焼け後には新鮮な野菜やくだもの、大豆製品などをとるとよい。

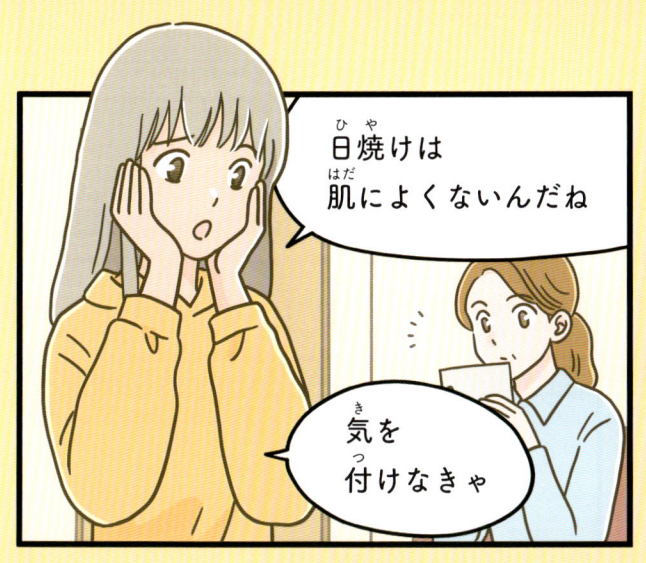

日焼けは肌によくないんだね

気を付けなきゃ

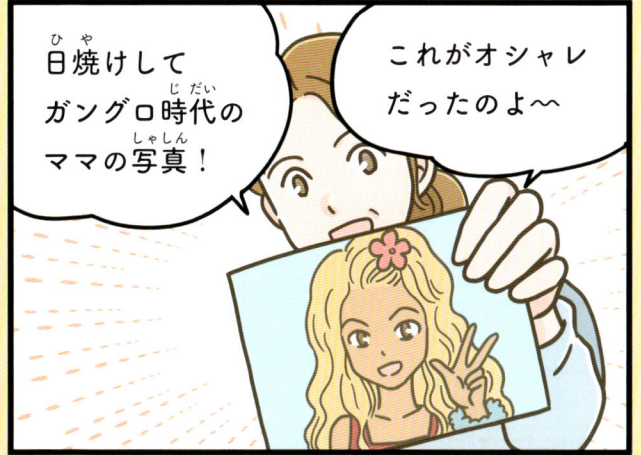

日焼けしてガングロ時代のママの写真！

これがオシャレだったのよ〜

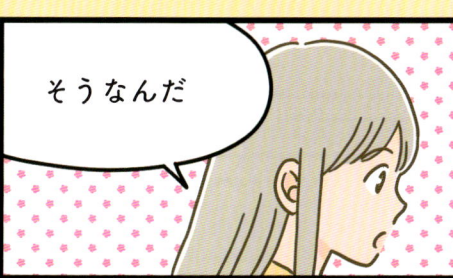

そうなんだ

あんまり焼き過ぎないほうがよかったかな

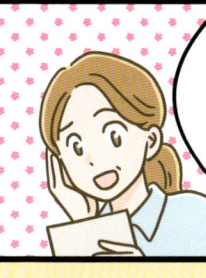

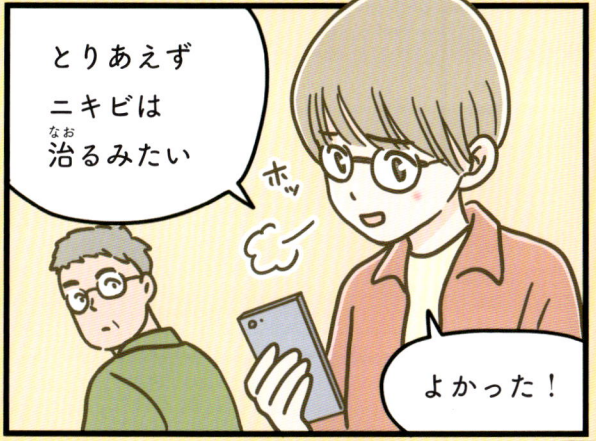

とりあえずニキビは治るみたい

ホッ

よかった！

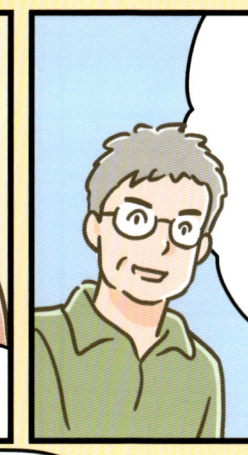

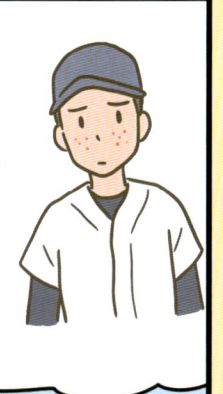

むかしは、ニキビは青春のシンボルなんて言われて放置だったよ

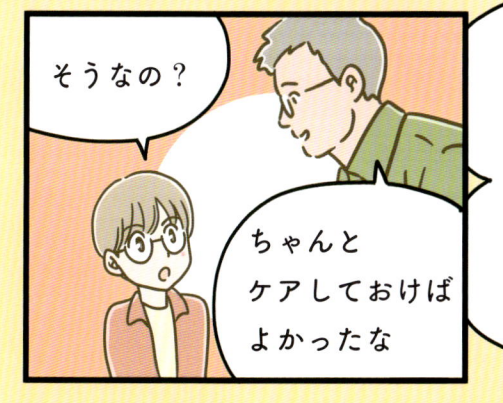

そうなの？

ちゃんとケアしておけばよかったな

日焼けは肌にダメージを与えます。

大人になってから、シミになることも！

ニキビもきちんとケアすれば、跡が残りませんよ

Part 2

メイクの悩みや疑問を解決!

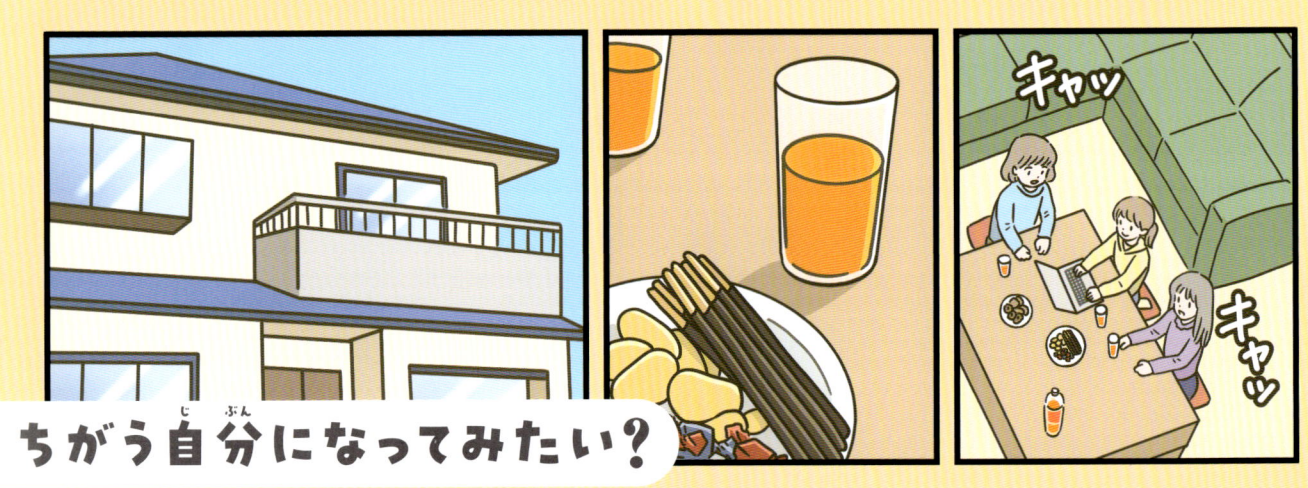

ちがう自分になってみたい?

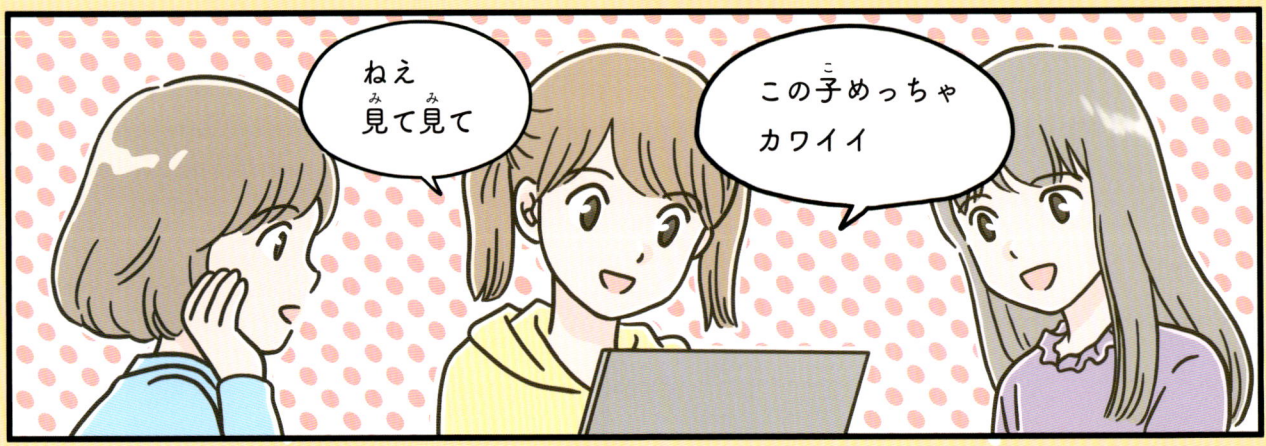

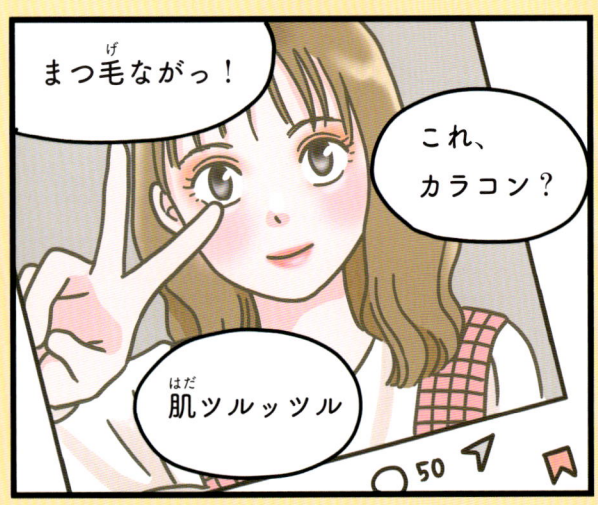

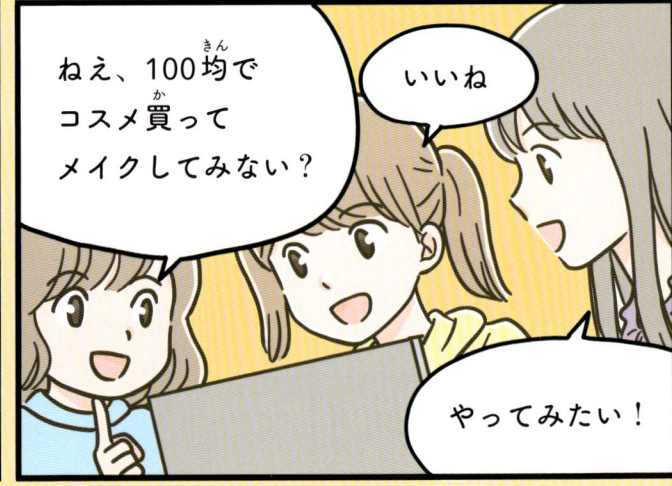

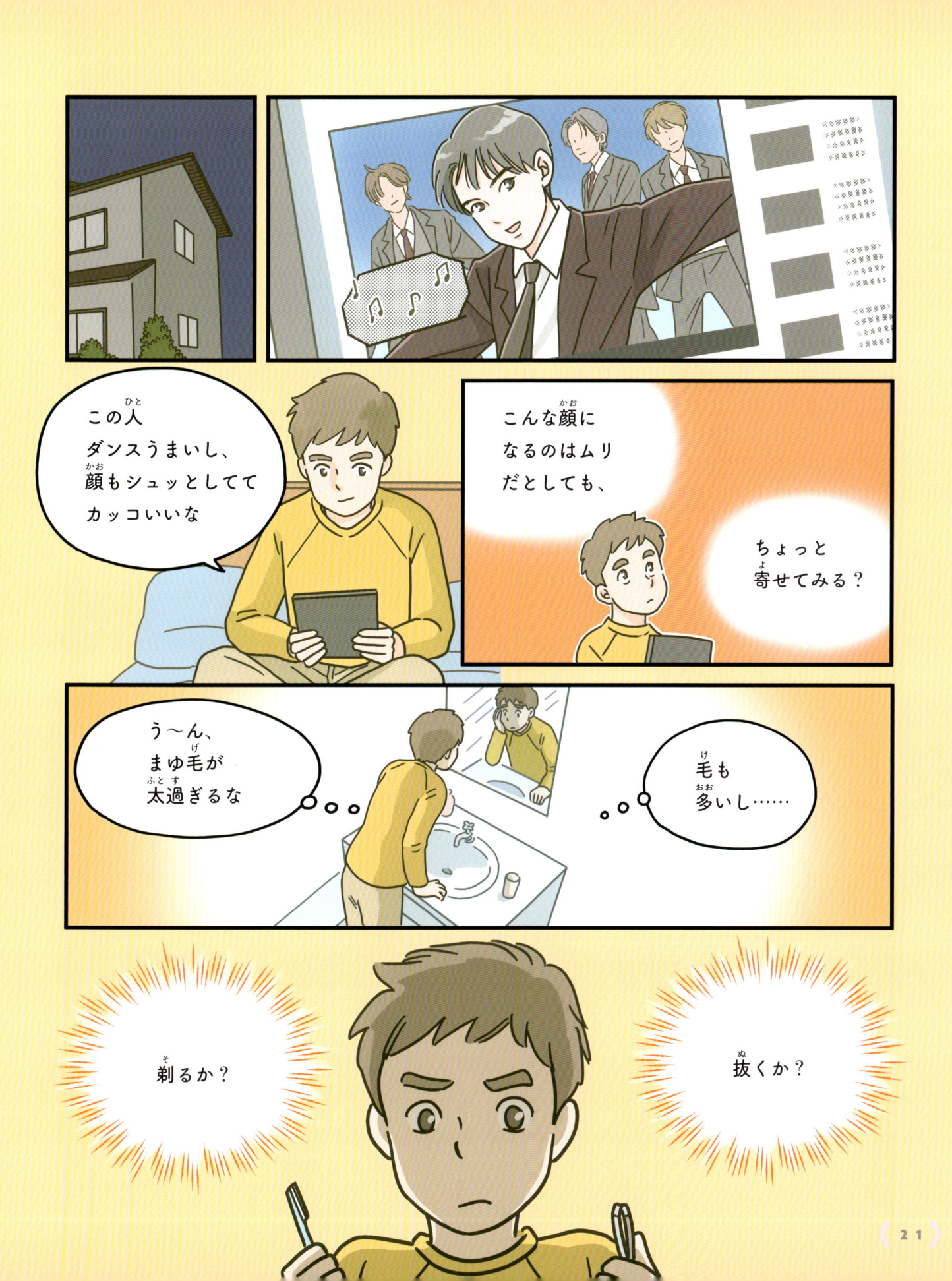

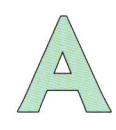

Q15 メイクを安全に楽しむには？

A　メイクも遊びのひとつとして、友だちや家族といっしょに楽しみたい人もいるでしょう。あこがれの人やカッコいいと思う自分に近づくために、メイクをしたい人もいるでしょう。また、もし目の大きさやまゆ毛の形など顔に気になる部分があるなら、メイクでカバーすることで、気持ちに余裕が生まれるかもしれません。

　メイクは楽しいですが、子どもの肌はとても敏感です。人によってはコスメ[✎]で肌トラブルが起こることもあります。できるだけ、肌に刺激を与える化学物質が入っていないものを選ぶと安心ですね。「キッズ用」「無添加」「オーガニック」といった表示があっても、成分をチェックして、肌にやさしいものを選びましょう。顔にニキビや傷ができるとメイクでかくしたくなりますが、悪化して治りが遅くなったり跡が残ったりするので、やめておきましょう。

いろいろなコスメ

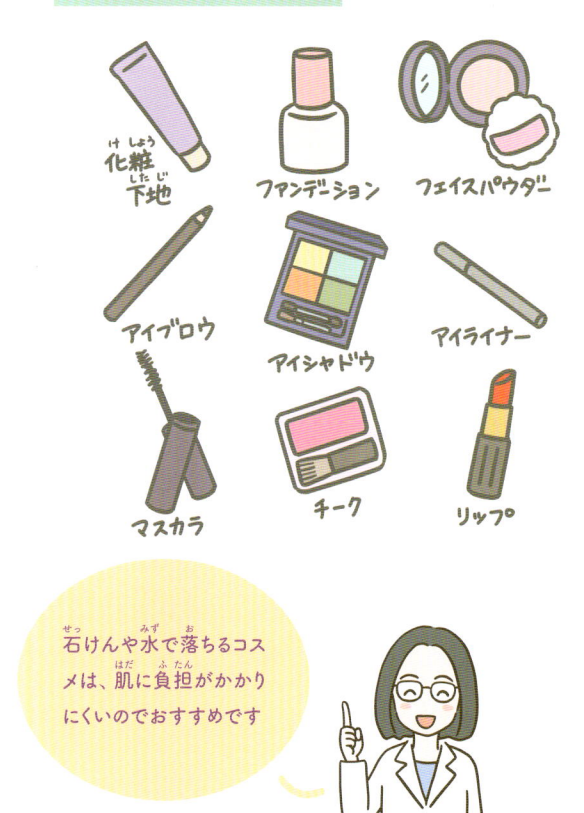

化粧下地　ファンデーション　フェイスパウダー

アイブロウ　アイシャドウ　アイライナー

マスカラ　チーク　リップ

石けんや水で落ちるコスメは、肌に負担がかかりにくいのでおすすめです

✎ メモ

コスメ
英語のコスメティック（cosmetic）の略で、化粧品のこと。

コラム

無添加化粧品とは

○「無添加」とは、それぞれのメーカーが指定した成分が入っていないという意味。添加物がまったく入っていないということではない。入っていない成分は「○○無添加」「○○不使用」「○○フリー」などと表示されている。

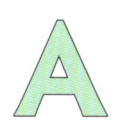 Q16 コスメの効果って？

A　ベースメイクには、肌を紫外線や乾燥から守ったり、美しく見せたりする効果があります。メイク前に肌の表面を整える化粧下地[✎]、肌の色をきれいにするファンデーション、サラサラに仕上げるフェイスパウダーなどがあります。子どもの肌は敏感なので、余分な刺激を与えないためには日焼け止めだけでもよいでしょう。

　ポイントメイクは、目のまわりやほお、くちびるなど部分的に色や形をつけるメイクのこと。顔の印象が変わります。目のまわりやくちびるは特にデリケートなので肌トラブルが起こりがち。盛り過ぎないように気を付けて！　かゆくなったり、赤くなったりしたら、使うのをやめましょう。

✐ メモ

化粧下地

ファンデーションの土台となるもの。紫外線や乾燥から肌を守る効果もある。

メイクのアイテム

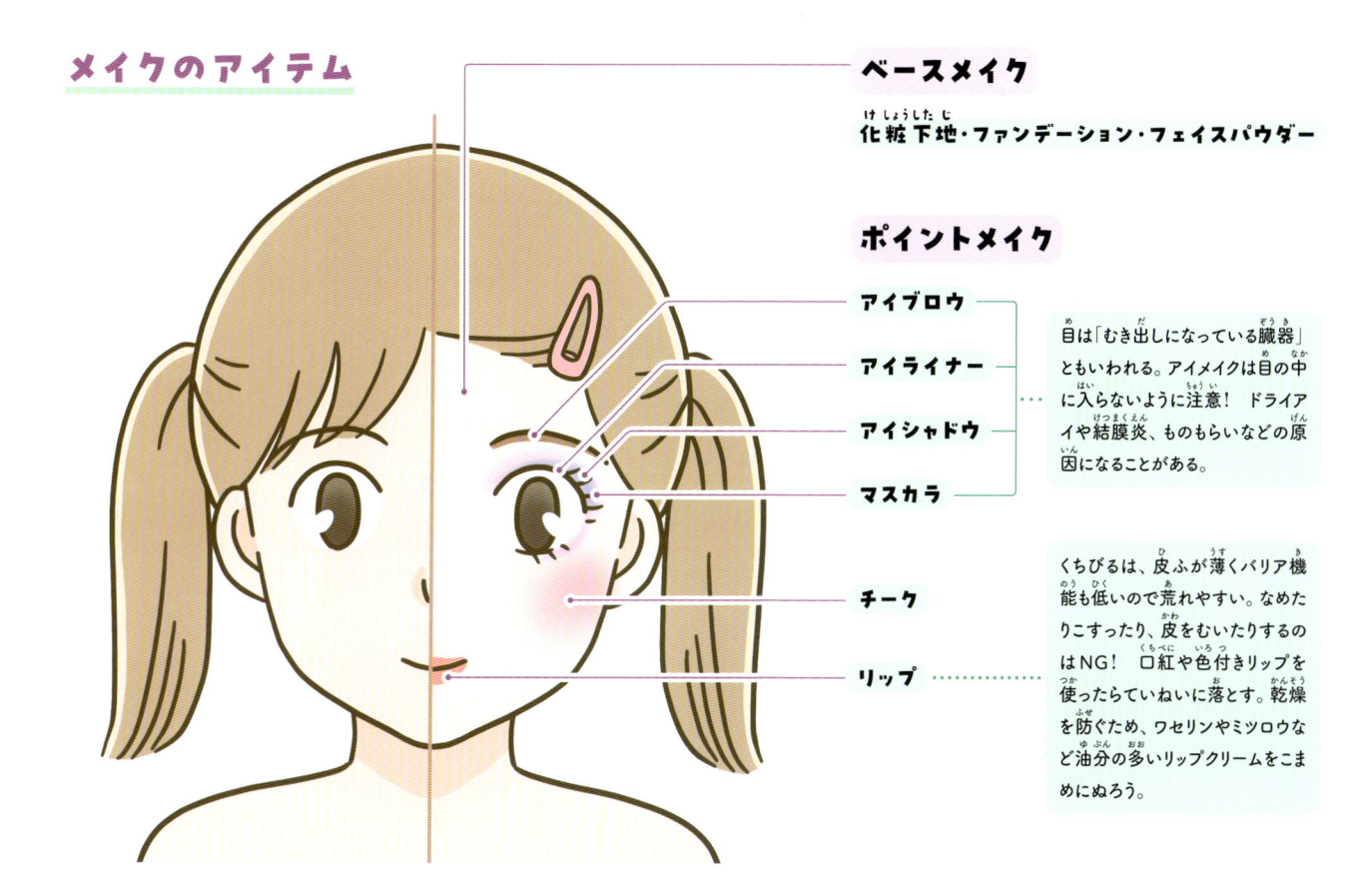

ベースメイク
化粧下地・ファンデーション・フェイスパウダー

ポイントメイク

アイブロウ
アイライナー
アイシャドウ
マスカラ

目は「むき出しになっている臓器」ともいわれる。アイメイクは目の中に入らないように注意！　ドライアイや結膜炎、ものもらいなどの原因になることがある。

チーク
リップ

くちびるは、皮ふが薄くバリア機能も低いので荒れやすい。なめたりこすったり、皮をむいたりするのはNG！　口紅や色付きリップを使ったらていねいに落とす。乾燥を防ぐため、ワセリンやミツロウなど油分の多いリップクリームをこまめにぬろう。

Q17 まゆ毛は、どう整えればいい？

A　まゆ毛は顔の印象を大きく左右します。自然な形にケアするだけでも、ちがって見えるでしょう。**まゆ毛用のハサミ**[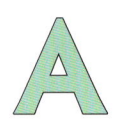]やカミソリを使って、余分な毛をていねいに取り除き、長く伸びた毛をカットして形を整えます。明るい部屋で鏡をよく見て、少しずつ慎重に行いましょう。

はみ出している毛を毛抜きで抜き過ぎると、新しい毛が生えてこなくなることも……。大人になって後悔している人もいますよ。

✎ **メモ**

まゆ毛用のハサミ

刃先が細く曲線状になったタイプや、先が丸く加工されていて安心して使えるセーフティタイプ、刃先にクシが付いているタイプなどがある。

Q18 カラーコンタクトレンズ、度なしならカンタンに買えるの？

A　コンタクトレンズは「高度管理医療機器」に分類される医療機器です。カラコンも、度あり、度なしにかかわらず、使う際には眼科の受診が必要です。目の状態を確認したり、目のトラブルを防ぐために、検査や診察、指導を受けて、**処方せん（指示書）**[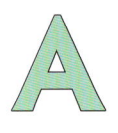]を出してもらいます。そのデータをもとに、自分の目に合ったものを購入しましょう。

処方せんなしで安く買えるネット通販などは利用しないように！

コンタクトレンズは、正しい使用法と毎日のケアが大事！

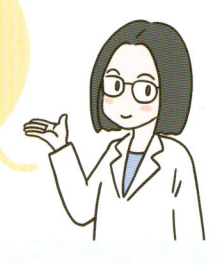

✎ **メモ**

処方せん（指示書）

「コンタクトレンズ指示書」ともいう。メーカー名、レンズの直径やカーブなどの規格、数量ほか、コンタクトレンズを購入するために必要な情報が書かれている。

Q19 一重まぶたを二重にしたい

A 一重まぶたや奥二重の人の中には、二重まぶたの大きな目にしてみたいと思う人もいるでしょう。メイクと同じ感覚で、**二重のりやアイテープ**[✎]を使って手軽に二重にすることもできます。目元の印象が変わると楽しいですね。

まぶたの皮ふはとても弱いので、肌に直接接着剤やテープを貼ると、かぶれたりはれたりすることがあります。引っ張ってはがすことをくり返すと、まぶたの皮ふが伸びて、シワやたるみの原因になりますよ。使い過ぎないように気を付けて！

Q20 つけま、まつエクとは？

A 「つけま」は、つけまつ毛の略。皮ふに直接接着剤をぬって人工の毛でできたまつ毛を貼りつけます。マグネットでつけるタイプもあります。

「まつエク」は、まつ毛エクステンションの略。自分のまつ毛に1本ずつ人工のまつ毛を専用の接着剤で装着する施術のこと。資格を持った専門家が行います。

どちらも、肌の弱い部分に接着剤をぬるので注意が必要です。

コラム

プチ整形
◉ メスを使わない美容整形のこと。顔の気になる部分を変えたい、芸能人やモデルの顔に近づきたいなどの思いから、気軽に受けようとする人もいるが、思うような形にならなかったり、1〜2年で元に戻ってしまったりして後悔することも……。小中学生におすすめできることではない。

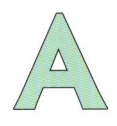 Q21 メイクの落とし方は？

A メイクをしたら、必ず落としましょう。石けんや水で落ちるコスメは、ていねいに洗顔するだけでOKですが、そうではないものは、**メイク落とし剤**[✎]を使ってしっかり落とします。使用方法は、製品に記載されているのでよく読んで使いましょう。メイクが落としきれずに肌に残っていると、肌トラブルの原因になります。

メイクを落とす前に、手をきれいに洗うこと。メイク落とし剤を手に取って、指先でメイクになじませながら落とします。ゴシゴシこするのはやめましょう。

コラム

スポンジやブラシも清潔に

◯ メイク用のスポンジ・パフやブラシは、肌に直接触れるもの。コスメや皮脂がついたままだと雑菌が繁殖し、ニキビや肌荒れの原因になることがある。汚れた道具でメイクすると、きれいな仕上がりにならない。こまめに洗って清潔に！

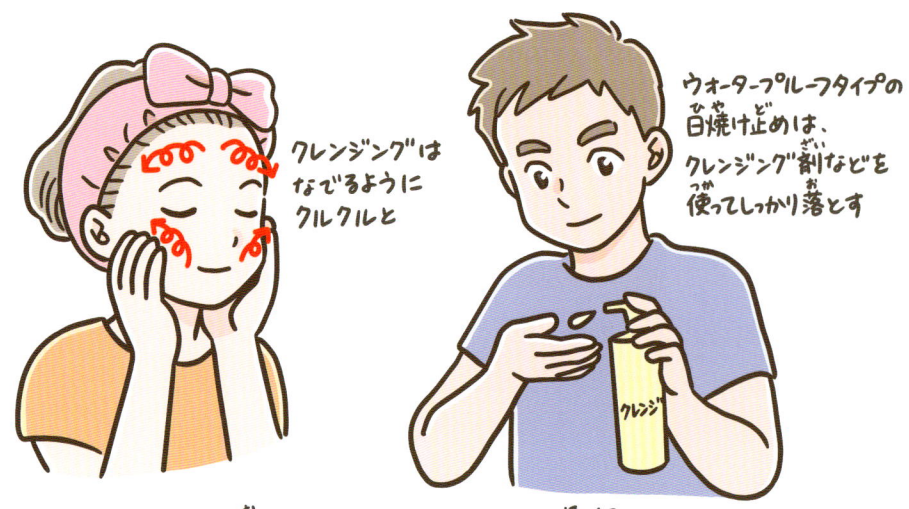

クレンジングはなでるようにクルクルと

ウォータープルーフタイプの日焼け止めは、クレンジング剤などを使ってしっかり落とす

落としたあとは、しっかり保湿を！

Q22 海外のコスメを使っても大丈夫？

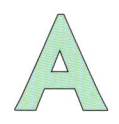

A　海外から輸入され、日本で販売されているコスメの場合、日本の厚生労働省が定めた**化粧品基準**[✎]に当てはまっているものには、日本語の成分表示や製造販売元が書かれたシールが貼られています。まずはシールを確認し、成分をチェックしましょう。
　海外旅行のおみやげやネットで販売されている海外コスメの中には、成分が日本の基準と異なるものもあるので注意してください。

Q23 家族や友だちのコスメを借りてもいい？

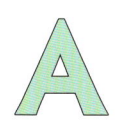

A　肌は人それぞれちがいます。自分以外の人が問題なく使っているコスメでも、自分の肌には合わないことがあります。また、メイク道具は直接肌に触れるものなので、皮脂や雑菌などがコスメにも付いています。借りたコスメで肌トラブルが起こらないとも限りませんし、衛生面で貸すのはイヤだと思う人もいるでしょう。貸し借りは慎重に！

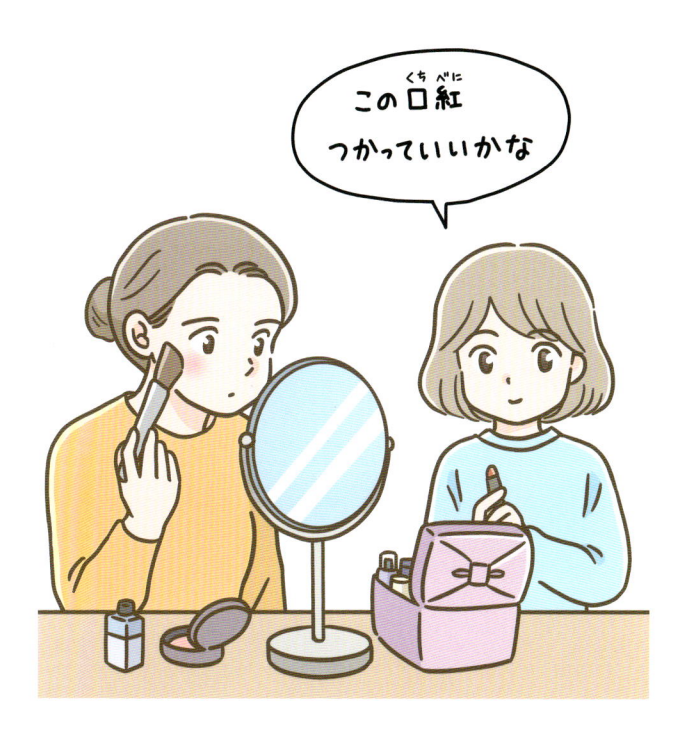

Q24 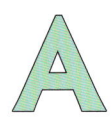 肌トラブルが起こったらどうすればいい？

A コスメの使用中や使用後、肌にヒリヒリ感や、はれ、赤み、かゆみなどが現れたときには、すぐに使用をやめて、水かぬるま湯でていねいに洗い流しましょう。手でさわったり、タオルやハンカチでこすったりしないように！

ブツブツや水ぶくれなどが現れたら、皮ふ科で受診してください。そのとき、原因を突き止めるために、使っていたコスメと**全成分表示**[✎]された箱や容器を持参します。また、原因がコスメ以外の場合もあるので、症状が出たときの体調や食事の内容も伝えられるようにしておくといいですね。

肌が落ち着くまで、メイクは控えます。トラブルの原因となったコスメはとっておいて、同じ成分のものを使わないようにしましょう。

✎ メモ

全成分表示
日本では化粧品に配合されている全成分について、成分の名称を表示することが義務づけられている。商品の外箱や容器などに記載されている。

コラム

コスメの取り扱い

◎ 直射日光、高温、温度変化のはげしい場所をさけて保管する。

◎ キャップやフタをきちんとしめる。中身が乾燥したり雑菌が入ったりする。

◎ 開封したら、早めに使い切る。家族が残していた古いコスメなどは使わないこと。

◎ 中身を出し過ぎても、容器に戻さない。空気中の雑菌が入り込んで、品質低下の原因になる。

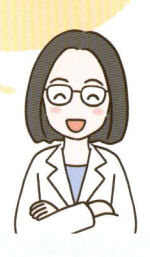

初めてコスメをそろえるときは、一度にたくさん買わずに、ひとつずつ肌に合うかどうかを確かめながら使っていきましょう

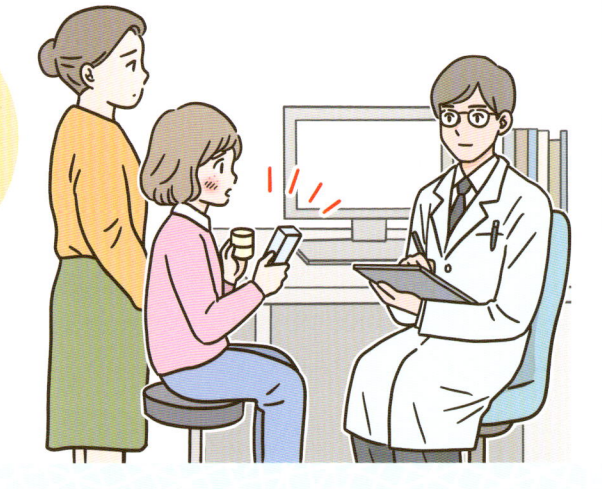

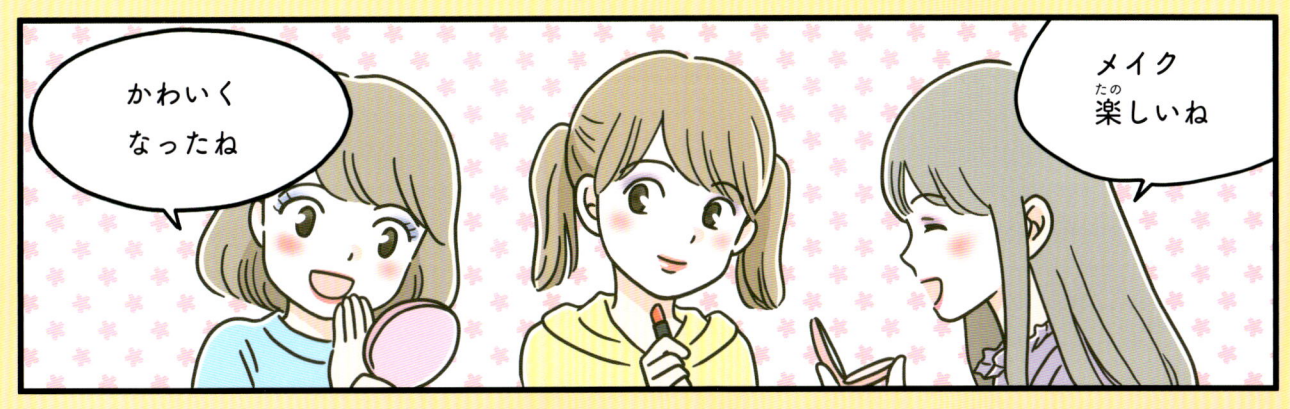

かわいく
なったね

メイク
楽しいね

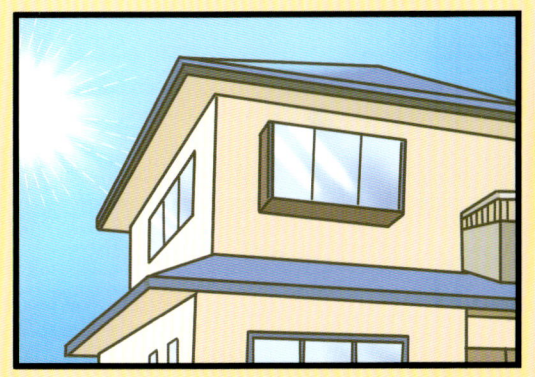

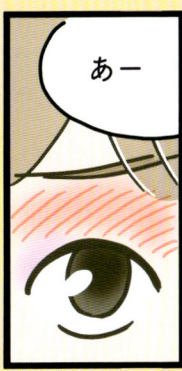

あー

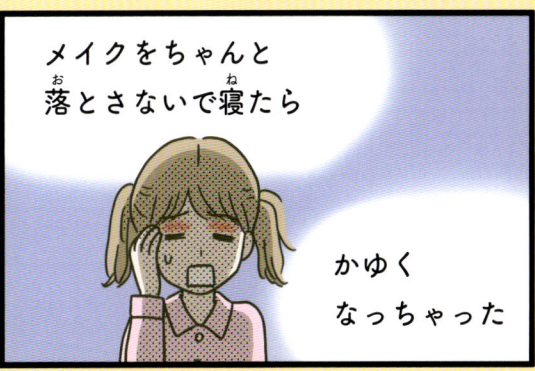

メイクをちゃんと
落とさないで寝たら

かゆく
なっちゃった

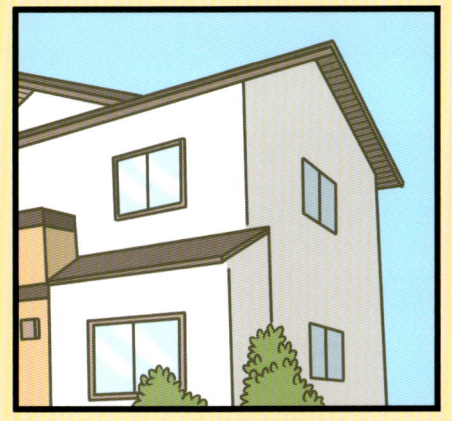

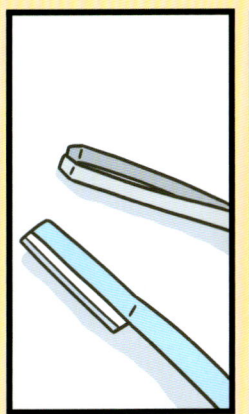

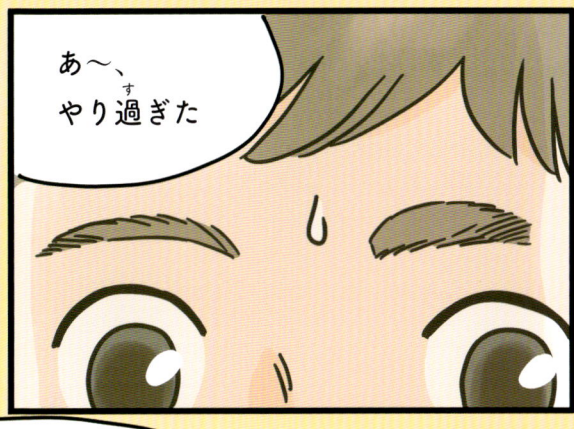

あ〜、
やり過ぎた

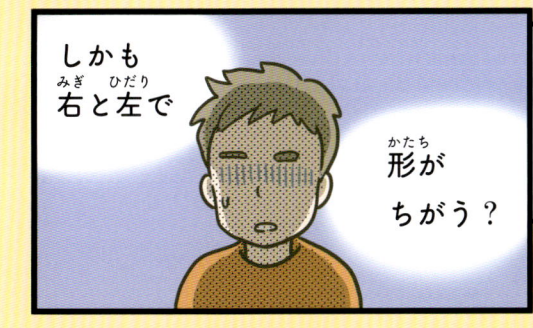

しかも
右と左で
形が
ちがう？

かわいくメイクしたり、
まゆ毛をキレイに整えたりすると、
ちがう自分になったみたいで
楽しいですね

メイクをしたら、
しっかり
落とすことが大事。
肌のケアも
忘れずに！

気を付けよう！
ダイエット関連の不当表示

　さまざまなところで、健康食品やサプリメントの広告や動画、CMを目にします。特にダイエット関連では、効果があったという体験談や、親しみのある雰囲気の人がすすめてくるような情報を目にすると、つい使ってみたくなるかもしれません。

　ダイエットは、「食事制限・運動なしでやせる」はありえないといわれています。たくみな言葉にまどわされないよう、効果のないものを口にしないよう、不当表示には十分注意しましょう。

消費者庁が行政処分したダイエット健康食品の不当表示の例

▶ 決して食事制限はしないでください。恐ろしいまでにあなたのムダを強力サポート
▶ 食べたカロリー・溜まったカロリー　なかったことに……
▶ もうリバウンドしない『理想の姿』になりたい!!
▶ 私たちはたった1粒飲んで楽ヤセしました!!
▶ 寝ている間に勝手にダイエット!?
▶ 寝る前に飲むだけで努力なし!?
▶ えっ!?　普段の食事のままで……！
▶ カロリーを気にしないって幸せ！

◉ 不当表示……商品やサービスの品質・価格を実際とかけ離れてよく見せかけることで、消費者が適正に商品やサービスを選択できなくするような表示。法律で禁止されている。

インターネット上の情報は、正しいとは限らない
SNSなどで流れてくる情報の中には、有名人になりすましたニセ広告や、広告であることをかくして商品やサービスが実際のものより優良だと示すような内容を発信している人もいる。加工や合成された写真を使ったり、体験していないのに「おすすめ」と語っていたり、ウソが混ざっている場合もある。見極める目を持とう。

相談窓口

消費者ホットライン（局番なし）188

さくいん

みなさんへ

　顔や体は、ひとりひとりちがいます。見た目について誰かと比べて思い悩むより、自分らしさを大切に！目にする情報やモデルの顔が理想だと思わないようにしましょう。

　また、見た目で人を判断したり、口にしたりするのはやめましょう。悪気がなくても、傷つく人がいることを心にとめておいてください。

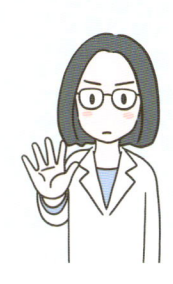

監修

小西真絢［こにし・まあや］

◎巣鴨千石皮ふ科 院長／日本皮膚科学会認定 専門医

文

秋山浩子

マンガ・イラスト

藤本たみこ

デザイン

小沼宏之［Gibbon］

美容の落とし穴に注意！
子どものスキンケア・メイク

2025年2月　初版第1刷発行

監修————小西真絢

文————秋山浩子

マンガ・イラスト——藤本たみこ

発行者———三谷光

発行所———株式会社汐文社

〒102-0071　東京都千代田区富士見1-6-1

TEL 03-6862-5200 ｜ FAX 03-6862-5202

https://www.choubunsha.com/

印刷———新星社西川印刷株式会社

製本———東京美術紙工協業組合

ISBN 978-4-8113- 3185-0